LE
MAGNÉTISME CURATIF

AU

FOYER DOMESTIQUE

PAR

SOPHIE ROSEN-DUFAURE

RÉSUMÉ

DES

Causeries familières sur le Magnétisme

Faites par l'auteur en 1881, au local
de la Société scientifique d'Etudes psychologiques à Paris.

PARIS

LIBRAIRIE DES SCIENCES PSYCHOLOGIQUES

5, RUE DES PETITS-CHAMPS, 5,

1883

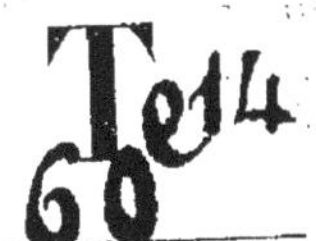

LE
MAGNÉTISME CURATIF

Paris, typ. de M. Décembre, 326, rue de Vaugirard.

LE
MAGNÉTISME CURATIF

AU
FOYER DOMESTIQUE

PAR

SOPHIE ROSEN-DUFAURE

RÉSUMÉ

DES

Causeries familières sur le Magnétisme

Faites par l'auteur en 1881, au local
de la Société scientifique d'Etudes psychologiques à Paris.

....

PARIS

LIBRAIRIE DES SCIENCES PSYCHOLOGIQUES

5, RUE DES PETITS-CHAMPS, 5,

—

1883

Tous droits réservés.

DEUX MOTS AU LECTEUR

En écrivant ce très modeste livre, mon intention ne saurait être d'en présenter le sujet au point de vue scientifique. Après ce qu'en ont dit Mesmer, Deleuze, Du Potet, de Lafontaine, Ragazzi et mille autres praticiens compétents, il ne me reste guère qu'à glaner sur leurs traces ; mais cela me suffit. Le champ est assez vaste, la récolte assez riche, pour que, des épis épars sur le sol, on puisse encore composer maintes gerbes. J'ai tâché de m'en faire une, et je l'offre à ceux qui, ne pouvant étudier longuement des ouvrages spéciaux, ont cependant foi dans la nature et soif de quelques directions sur l'emploi de cet agent si contesté, bien que parfaitement incontestable qui s'appelle : MAGNÉTISME.

Aux premiers succès de curiosité remportés par la réapparition de cet élément dans le monde contemporain, a succédé la phase de scepticisme que traverse invariablement toute vérité réputée nouvelle (1). — Je dis *réputée*, car chaque loi de nature est une vérité aussi vieille que la nature même et ne se trouve nouvelle que pour notre ignorance. — Aujourd'hui, le vent est au contrôle expérimental. Le Magnétisme comparaît au tribunal de la pratique et l'on doit convenir qu'il s'y comporte bravement. D'innombrables guérisons attestent sa puissance; et ceux-là mêmes qui,

(1) Jésus et ses apôtres, en guérissant par l'imposition des mains, faisaient du magnétisme et, comme certains magnétiseurs actuels, l'exerçaient souvent à distance. Il est même prouvé que, bien avant Jésus, les peuples de l'antiquité connaissaient et pratiquaient l'action fluidique.

naguère, souriaient, incrédules et railleurs au seul nom de cette force mystérieuse, restent maintenant songeurs devant les FAITS et disent plus modestement: « Il y a vraiment là, quelque chose à étudier. »

Eh bien, cher Lecteur, c'est ce *Quelque chose* que je viens vous proposer d'examiner avec moi pour l'utiliser au soulagement.... disons le mot, à la *guérison* d'une foule de maux dont l'humanité gémit d'autant plus que, trop souvent, la Médecine s'avoue elle-même inhabile à les détruire et, parfois, propre à les aggraver.

Le moment est donc propice pour une vulgarisation plus générale de cet étrange curatif que,—par des raisons auxquelles nous reviendrons et que l'on devine du reste,—il convient d'introduire dans la famille où chacun à son tour, suivant le cas, pourra devenir le médecin des siens, sans se ruiner en frais de visites ni de médicaments.

C'est dans ce domaine seul que nous allons suivre l'action magnétique après une courte exposition du principe auquel on l'attribue, et nous ne parlerons que pour mémoire des phénomènes de somnambulisme, de transmission de pensée, de catalepsie, etc., qui constituent le terrain d'exploration spécial aux expériences scientifiques dont le caractère émane plutôt de la Psychologie.

Je tâcherai d'indiquer clairement ce que chacun doit savoir s'il veut appliquer utilement aux siens les ressources infinies de ce traitement.

Les magnétiseurs ont charge d'âmes, car ils sont dépositaires d'une vérité. Si le monde refuse de faire son devoir en l'examinant, nous, du moins, nous aurons fait le nôtre en la lui offrant.

Sophie ROSEN-DUFAURE.

Paris,   1882

CHAPITRE PREMIER

CONSIDÉRATIONS PRÉLIMINAIRES.

Les effets magnétiques pouvant être provoqués par des procédés très variés, ont reçu des noms divers suivant le point de vue particulier de chaque expérimentateur. Les mots : *hypnotisme, force neurique, magnétisme*, etc., s'appliquent donc à des manifestations plus ou moins identiques d'une seule et même cause.

Une telle divergence d'appréciations accuse assez d'incertitude sur la source de cette force. Cependant, comme je l'ai déjà dit, mon but n'étant point, ici, d'ouvrir à ce sujet, une enquête scientifique, nous nous bornerons à la simple constatation des FAITS ; et si, au cours de cette étude, une conclusion quelconque se trouve formulée, ce ne sera jamais qu'à titre d'opinion personnelle fondée, il est vrai, sur de consciencieuses expériences, mais qui s'offrant à l'examen de tous, ne prétend s'imposer à personne.

Nous n'avons point à rechercher si l'action magnétique existe ou non : de nos jours, peu de gens la nient. Maints docteurs en reconnaissent l'irrécusable réalité, et bon nombre d'entre eux l'utilisent d'une façon qui surprendrait fort leurs clients, si ces derniers en étaient instruits (1).

Les séances de M. le docteur Charcot, à la Salpêtrière, témoignent, du reste, que le Magnétisme a conquis son droit de bourgeoisie dans le champ de la science ; et, bien qu'on l'y ait débaptisé et rebaptisé sous le nom d'*hyp-*

---

(1) On cite des médecins de Paris qui en 'orment des su;ets lucides et se renseignent par eux avec 'e plus grand succès sur l'état de leurs malades.

notisme, pour laisser au célèbre professeur l'innocente gloire de l'avoir *inventé*, nul ne s'est mépris à cette métamorphose et les adeptes du Magnétisme ont, avec bonheur, acclamé sa présence sur la scène officielle. Disons cependant, que là, ce néophyte d'un nouveau genre, s'est permis un assez mauvais tour envers son illustre parrain.

Celui-ci, persuadé de la fixité des phénomènes qu'il avait observés; se croyant certain de les reproduire exactement et à volonté par son procédé habituel, se trouva soudain,— c'est lui qui l'affirme, — en face de faits, soi-disant *hypnotiques*, non-seulement imprévus, mais encore insoupçonnés de lui. De telle sorte, qu'il dut ajourner ses conclusions sur son *invention* et scruter plus attentivement que jamais des lois qu'il croyait avoir formulées et dont le dernier mot lui échappait inopinément.

Cet incident qui infirme les déclarations du savant, venait à point pour justifier le dire des magnétiseurs, lesquels ont toujours assuré que la force magnétique, émanant de la

vie même, est tellement individuelle et subtile, à la fois, que, soit chez l'opérateur, soit
chez le sujet, elle peut, dans certains cas,
identiques en apparence, produire des effets
très différents et même opposés. — C'èst de
quoi la vieille Science, toujours toute d'une
pièce, ne consent point à s'accommoder. En véritable vieille Science qu'elle est, au lieu de
constater, elle conteste; et si la nature en-
soleillée vient, de fait, lui infliger un démenti,
la vieille Science myope qui craint fort la lumière, tourne vite le dos en hurlant : « Cela
« n'est point, cela ne saurait être ! Impossible
« la vapeur; impossibles les chemins de fer;
« impossible l'électricité; impossibles, le
« phonographe, le téléphone, etc., impossible,
« impossible, cent fois impossible. »

Cependant, la terre tourne toujours. Toutes
ces impossibilités ont pris rang de réalité sur
notre globe; elles se portent admirablement
bien de l'anathème officiel, et le Magnétisme,
constamment mort et enterré sous les auspices
de l'Institut, surgit aujourd'hui, plus fort,

plus dispos, plus narquois que jamais.

Que peut faire la vieille Science? S'arracher le peu de cheveux qui lui restent et..... se taire.

Cet étrange xix⁰ siècle nous apparaît comme une période génésiaque et chaotique parfois illuminée d'un éclair révélateur. Tout y est remis en question et, pour ne pas sortir de notre sujet, ne parlons que de l'immense évolution dont la Médecine est aujourd'hui le théâtre. Elle se croyait bien solidement installée sur son monopole diplômé, lorsque, tout-à-coup, apparut l'Homœopathie. S'enquérir de cette intruse, elle ne daigna, d'abord. *Cela* tomberait de soi-même : que vouliez-vous que *cela* pût guérir? Seuls, les sots et les fous croiraient aux globules : les gens sensés continueraient à se faire saigner et purger jusqu'à extinction de forces, pour le plus grand avantage des médecins et des fossoyeurs. Encore un coup, il est IMPOSSIBLE, — toujours le grand mot, — de guérir au moyen des infinitésimaux.

Or, l'Homœopathie opéra des cures. Cer-

.1

tains malades, condamnés sans retour par l'Allopathie, guérirent au nez de celle-ci ; le plus vexant, c'est que la gloire en appartenait aux globules. On rit jaune ; on haussa les épaules faute de mieux. Le hasard, l'imagination, la coïncidence, le charlatanisme, furent tour à tour accusés de connivence avec ces globules détestés qui rendaient la santé sans saignées, vésicatoires, ni vomitifs. Mais l'Homœopathie allait son train. Elle faisait des adeptes et même des prosélytes, jusque parmi les médecins. Elle eut ses chaires d'enseignement, ses laboratoires autorisés et contribua singulièrement à la transformation pharmaceutique, grâce à laquelle les médicaments sont, aujourd'hui, beaucoup moins nauséabonds qu'autrefois.

L'Allopathie commençait, pourtant, à reprendre haleine. En somme, la nouvelle médecine ne l'avait pas tuée.

On se disait bien, çà et là, dans le public, que le venin de la mouche charbonneuse échappe à nos sens et, pourtant, inocule irrémédiablement la mort pour une échéance de vingt-quatre heures ; que l'écume rabique, introduite dans le sang, par la dent aiguë d'un petit chien, est inappréc.able comme quantité, ce qui ne l'empêche pcint d'être mortelle ; que, par conséquent, les infinitésimaux ne sont point à mépriser ; mais, si quelques esprits *ergoteurs* tenaient parfois ce langage, il ne manquait pas de bonnes gens assez routiniers dans leur ignorance, pour se faire tourmenter et même occire, conformément à la règle, par les anciens moyens.

Pauvre Allopathie ! Elle n'était pas au bout de ses peines !

Le magnétisme parut à son tour et lui, aussi, se posa comme curatif. Cette fois, il n'y avait pas à se faire le souci ; l'Homœopathie, elle, au moins, donne quelque chose ; si peu que ce soit, cela se voit, se palpe, se pèse au besoin. Mais le magnétisme ! Des gestes, des PASSES, comme disent les *escrocs* qui le pratiquent. Ce traitement-là peut être impunément suivi, il ne fera ni bien ni mal. On ne

saurait en voir les éléments, donc ces éléments n'existent pas, et ce qui n'existe pas,
demeure nul. La matière seule peut agir sur
notre organisme ; encore faut-il la prendre en
certaine quantité. Les magnétiseurs en appe-
laient aux globules pour prouver que la dose
la plus infime peut agir efficacement, à la
condition d'être convenablement préparée.
Ils ajoutaient que le *fluide magnétique* au
moyen duquel ils opèrent, est, selon toute
apparence, une substance réelle, servant de
véhicule à la volonté et, par conséquent,
d'intermédiaire entre l'esprit et le corps. Ils
se réclamaient de l'électricité, dont les manifestations — bien autrement puissantes, malgré la subtilité de cet élément, — ont beaucoup d'analogie avec celles du magnétisme.
Ils ajoutaient que l'un et l'autre se retrouvant
dans toute la nature, il serait au moins étrange
que l'homme, synthèse suprême des organismes de ce monde, en fût seul privé. Enfin,
dignes émules du philosophe qui prouvait le
mouvement en marchant, ils démontraient

le magnétisme en magnétisant et surtout en
guérissant. L'argument était sans réplique ;
mais le scepticisme *quand même* ne s'émeut
pas pour si peu. La dispute subsista. On demanda: « Qu'est-ce que le magnétisme humain ? » Les praticiens répondirent: « Nous
n'en savons rien ; mais il existe et nous nous en
servons. » Du reste, ce serait à nous d'adresser
cette question à Messieurs les savants qui
sont là tout exprès pour y répondre, en expli-
quant les phénomènes que nous constatons.
Si du moins ils pouvaient nous initier à la
nature même de l'électricité dont ils s'occupent
depuis si longtemps ! Mais ces Messieurs sont
encore divisés entre eux sur l'existence des
électricités positive et négative. Le télégraphe,
l'éclairage, les machines motrices, etc., ont
heureusement devancé leurs décisions; sans
cela, nous attendrions encore ces éléments du
progrès nouveau.

Quant au magnétisme, on s'en tenait également aux observations pratiques. Il devint
évident que la seule imposition des mains,

faite dans un bon sentiment, avec le sincère désir de soulager ou de guérir, provoque au bout des doigts, l'émission parfaitement appréciable d'un fluide qui, projeté par la volonté sur un organisme malade, s'ajoute à la force dynamique du patient, lui prête l'énergie nécessaire pour opérer de nouvelles vibrations équilibrantes, et tend à la remettre ainsi dans son état normal.

On éprouva fréquemment que l'agent magnétique, en s'échappant, donne une sensation qui rappelle fort le crépitement des étincelles électriques et que, parfois, changeant subitement de nature, le fluide devient onctueux et léger, froid, chaud, lourd, etc. On put admettre, aussi, que, tout invisible qu'il est, d'ordinaire, l'agent magnétique est bien et dûment une substance, offrant les modifications de poids, de température, de couleur, de tangibilité inhérentes à la matière (1).

(1) Un grand nombre de somnambules lucides consultés isolément sur l'aspect des fluides, ont déclare les voir de diverses couleurs et plus ou moins opaques

L'odorat. même, en est quelquefois impressionné; mais le fait par lequel la présence d'un élément concret se manifeste presque toujours, dans les expériences de cet ordre, consiste en une lourdeur plus ou moins grande et qui peut atteindre jusqu'à une douloureuse lassitude chez le sujet magnétisé; qu'il s'agisse d'une action générale ou de simples passes locales. Dans le premier cas, les bras, les jambes, la nuque, surtout, sont affectés; dans le second, le membre magnétisé est souvent seul fatigué. Si, par un procédé que nous indiquons plus loin, on enlève le fluide superflu, un délassement se produit instantanément; le sujet se sent réellement délivré d'un poids oppressif, absolument comme s'il se déchargeait d'un fardeau gênant. On avait déjà conclu de là que le fluide magnétique était sensiblement pondérable; toutefois, une sanc-

ou brillants, selon les individus. Ces observations, contrôlées les unes par les autres, se sont mutuellement confirmées.

tion vraiment scientifique manquait encore à cette assertion qui, un beau jour, se trouva consacrée avec plus d'éclat et d'autorité que Messieurs les savants ne l'eussent désiré.

Un homme dont l'illustre nom retentit dans l'Univers scientifique, William Crookes, inventeur du *radiomètre* (1) et membre de la Société royale de Londres, — l'un des plus doctes corps de l'Europe, — William Crookes, dis-je, par une longue série d'expériences spiritualistes, sévèrement contrôlées, avait acquis, sur l'existence et la nature du fluide magnétique, des certitudes qui servirent de bases à ses études ultérieures. Il résulta, de ses SAVANTES recherches, la découverte d'un quatrième état de la matière dont, jusqu'ici, nul ne semblait avoir soupçonné l'existence. Chacun sait que les corps se présentent à trois états différents : SOLIDE, LIQUIDE et GAZEUX. W. Crookes nous a révélé l'état RADIANT. Muni de ses ingénieux appareils, en présence de

(1) Instrument de physique, destiné à déterminer mathématiquement l'instant où le soleil se lève.

l'Académie de Paris (1880), il a démontré que, dans certaines conditions données, la matière acquiert d'autant plus de puissance qu'elle est plus raréfiée. Ainsi, ayant fait le vide dans un récipient de cristal, autant du moins, qu'on peut le faire, — puisque, à quelques millionnièmes près, on ne l'obtient jamais complètement, — l'infime fraction d'air demeurée dans l'appareil et peuplée d'un nombre relativement restreint d'atomes matériels, devint l'agent d'un étrange phénomène : tous ces infiniment petits, disposant, par leur rareté, d'un espace plus considérable, se mirent en mouvement avec une rapidité telle qu'ils devinrent lumineux et la chaleur qu'ils dégagèrent fut assez puissante pour fondre instantanément les métaux soumis à son action vers l'un des pôles de l'appareil. Laissait-on ce dernier rempli d'air et par conséquent d'atômes pressés et condensés, le phénomène cessait, pour se reproduire chaque fois qu'on les raréfiait en refaisant le vide. Voilà donc la matière INFINITÉSIMALE passée à l'état de puissance lumineuse, calorique et mécanique même, car elle fit également mouvoir un petit moulin. Quel triomphe pour l'Homœopathie qu'on voit si peu et pour les fluides que, le plus souvent on ne voit point! Et cette mémorable démonstration est un .fait officiel; cela s'est passé dans le sein même de l'Académie de Paris qui a décerné un prix de trois mille francs au célèbre expérimentateur.

Cependant les hiboux, blottis dans les trous de leurs vieilles murailles noires, niaient obstinément que le soleil existât.

Oui, il est encore des gens qui disent avec la vieille Science : « Le magnétisme? Impossible! S'ils ne sont que par trop ignorants, plaignons-les et tâchons de les instruire; s'ils obéissent au parti-pris, ne gaspillons pas nos heures à des propos oiseux. »

Cette extraordinaire puissance de la matière raréfiée, qui déjà sanctionne les théories de l'Homœopathie aussi bien que celles du Magnétisme, et leur offre un solide point d'appui, n'est pas la seule observation qui, dans les remarquables

travaux de William Crookes vienne corrobo-
rer les expériences du magnétisme. Au cours
de ses études spiritualistes, ce savant, armé des
plus rigoureuses méthodes scientifiques (1), a
maintes fois constaté qu'un sujet dormant sous
certaines influences magnétiques, variait de
poids, durant ce sommeil, dans une proportion
assez considérable pour atteindre une diffé-
rence de 27 *livres* au cours d'une seule séance.
27 livres *en moins* tant que son fluide lui était
soustrait pour la production des phénomènes;
27 livres restituées à l'organisme du sujet dès
que cessait l'expérience!

Donc, le fluide, matière raréfiée est *ponde-
rable*; cette qualité entraîne tout naturellement celles dont nous parlions tout-à-l'heure.
(couleur, tangibilité, etc.) Nous le voyons, le
fluide magnétique n'est pas un mythe; c'est un
élément *vital*, appréciable même à nos sens
grossiers. Nous étudierons, bientôt, quels
rapports intimes l'unissent à notre organisme,

(1) Voir : *Recherches sur l Spritualisme*, et autres
ouvrages de William Crookes.

et nous constaterons le magnifique rôle que la
soli larité humaine lui réserve sur notre globe.

CHAPITRE II

COUP D'ŒIL SOMMAIRE SUR L'ÊTRE HUMAIN

La guérison des malades est non-seulement
l'emploi le plus noble et le plus utile qu'on
puisse faire du magnétisme, mais encore le plus
fécond en instructions de toute sorte. En obser-
vant comment fonctionne ce fluide au sein de
l'organisme humain, on acquiert des notions
et des vues toutes nouvelles sur les lois qui régissent la maladie et la santé ; on se sent dans
le plein courant du *vrai* car ici, du moins, les
faits constatés, étudiés, serrés de près, rempla-
cent les élucubrations fantaisistes sur lesquelles

tant d'illustrations médicales ont basé des systèmes dont on ne se souvient même plus que par la quantité de victimes qu'ils ont faites. Et il ne peut en être autrement dès que ces messieurs, méconnaissant ou niant l'un, *au moins*, de nos éléments constitutifs, prétendent guérir notre corps sans tenir compte des principes qui l'animent. Cette faute demeurera sur la route de la science médicale comme sa pierre d'achoppement aussi longtemps que ses disciples élagueront l'agent magnétique de leurs diagnostics. Ils sont condamnés à piétiner sur place, car la seule matière leur a livré ses secrets. Ils guérissent, aujourd'hui, ce qui touche à notre mécanisme *physique* (et encore!) mais que de cas où les sincères et les naïfs d'entre eux avouent être à bout de ressources! Combien, alors, font du charlatanisme aux risques et périls du patient; car le médecin achète, avec son diplôme, le droit de *se tromper* et même de *tromper* impunément. Avec moins d'orgueil routinier et plus de conscience, il s'initierait aisément aux évolutions fluidiques

dont nos organes subissent l'impulsion ; il re-
monterait ensuite à l'élément primordial, et re-
constituant ainsi l'être dans son intégralité,
n'en serait que mieux qualifié pour apprécier
sainement les états pathologiques auxquels il
aurait affaire. Mais, ce à quoi se refuse la docte
Faculté, les magnétiseurs le font ; ils s'en trouvent bien, les malades encore mieux, et sans
les guérir TOUS, le magnétisme fait d'assez belles cures pour rendre songeurs non-seulement
l'infaillibilité scientifique, mais le public
même, ce qui ne laisse pas de saper à grands
coups le peu de confiance que l'on accorde encore à la médecine officielle (1).

(1) Il est vrai que ces messieurs ont de bonnes raisons pour ne tenir que médiocrement à nous guérir.
L'intérêt du malade est diamétralement opposé à celui
du médecin. Selon moi, le seul moyen de les concilier
serait d'opérer par abonnement. Le docteur, recevant
des emoluments annuels, aurait tout avantage à guérir complètement son client ; et peut-être alors se don-
nerait-il la peine d'étudier les meilleurs moyens d'y
parvenir.

En ce domaine du soulagement, les choses se passent comme dans une foule d'autres sphères. Ce ne sont pas toujours les spécialistes qui ont le monopole de leurs propres spécialités. Le bonhomme Jacquard, inventeur de la machine à tisser le tulle, n'était pas mécanicien; Morse, qui trouva le télégraphe électrique était peintre; de même, ce ne sont point les médecins, pas davantage les physiologistes, qui nous éclairent sur le mystère de la vie : nous le subissons sans le comprendre jusqu'au jour où le Magnétisme vient victorieusement nous démontrer l'existence et les rôles respectifs des trois éléments *distincts* dont l'étroite union constitue une individualité humaine, et que nous connaissons sous les noms : *esprit, matière* et *fluide.*

L'esprit, lumière subtile, principe de vie et d'intelligence, commande au corps et le corps obéit; (1) mais là, comme partout, la suprême

(1) Voir à ce sujet le remarquable ouvrage du Docteur Feuchterlsben, intitulé : *l'Hygiène de l'âme.* L'auteur y établit, avec une grande autorité l'action, domi-

intelligence a ménagé des transitions pour atté-
nuer la brutalité des contacts et, par là même,
en déterminer la mesure. Si, dans leur infinie
spontanéité, les volitions de l'esprit portaient
directement sur nos organes physiques, ceux-
ci en seraient brisés, absolument comme l'ar-
bre sur lequel tombe cette même électricité
qui, pondérée, *harmonisée*, par l'appareil télé-
graphique, devient la docile messagère des peu-
es civilisés. Le fluide magnétique n'est autre
chose que l'agent modificateur des rapports
existant entre l'âme et le corps.

C'est lui qu'impressionne d'abord l'impulsion subtile de l'esprit (1). De vibration en vibration, elle parvient rapidement jusqu'aux centres
nerveux qui influent à leur tour sur le mouvement du sang. Chacun peut observer en soi-
même la production de ces phénomènes cons-
tants.

natrice de l'esprit sur le corps, moyennant un énergique *vouloir*.

(1) Cette opinion a pour elle la sanction des faits.
Le traitement par le magnétisme est fondé sur cette
théorie que, jusqu'ici, rien n'est venu infirmer.

2

Un sujet, bien portant, est-il soudain frappé moralement? Une commotion a lieu vers l'épigastre, centre nerveux de l'estomac ; le cours du sang, instantanément influencé, s'accélère ou se ralentit de beaucoup (1). Il y a rupture d'équilibre entre les trois facteurs de l'être et, selon le *caractère* de l'individu qui, en somme, régit le tempérament, il s'en suivra des accidents physiques plus ou moins graves. Remarquons en passant que *la diversité dans l'unité* étant un fait universel, l'homme est aussi soumis à cette loi. L'esprit, le corps et le fluide magnétique existent chez nous tous ; mais si divers, entre eux, de mesure et de qualité, que ces différences suffisent à constituer toutes les physionomies psychologiques de l'humanité, lesquelles offrent autant de variétés que les visages composés cependant des mêmes traits organiques. Fermons cette parenthèse, et revenons

(1) Dans le premier cas une congestion peut être à craindre ; dans le second, un froid mortel envahit l'organisme et la syncope est imminente. Le tout sous une simple impression de *l'esprit*.

aux perturbations signalées plus haut. Voilà donc un corps parfaitement sain subitement menacé de mort, par ce quelque chose d'invisible, d'impondérable et de fugitif par excellence qu'on nomme une PENSÉE! Oui, sous l'influence d'un malheur quelconque, le mouvement initial de l'esprit a brusqué le fluide médiateur; celui-ci, troublé dans ses vibrations, violemment refoulé vers les centres ou vers la circonférence, selon les caractères, a bouleversé tout le système physique et le menace de dissolution.

L'âme cause ces accidents corporels: voyons maintenant le corps, rendant l'esprit malade, au moins en apparence.

Un homme heureux et gai se casse une jambe; il subit une opération dangereuse; la fièvre s'empare de lui, le délire survient, et cet esprit si rond, si jovial, divague, se désole, s'irrite, ne reconnaît plus les membres de sa famille, etc. Est-ce vraiment l'âme qui est malade? Non, certes! mais cet accident, tout extérieur qu'il est, réagit sur le fluide qui, destiné à relier entre eux l'âme et le corps de natures si disparates, subit l'influence de tous deux. Ses vibrations accélérées par un désordre physique se portent particulièrement au cerveau, celui-ci surexcité par cette affluence qui entraîne celle du sang, (1) devient incapable de servir fidèlement la pensée et n'en traduit que des fragments incohérents souvent même extravagants jusqu'à ce que, par des moyens, — dont les médecins ignorent souvent l'action véritable et cachée, — les mouvements fluidiques, mieux équilibrés, ramènent graduellement le calme dans les évolutions vitales.

De ces deux exemples qui représentent, en principe, les causes de toutes nos maladies de l'intérieur à l'extérieur, (2) et *vice versa*, on peut conclure que, dans tous les cas, agir sur

(1) Nous verrons dans la suite que l'influence des vibrations fluidiques sur la circulation sanguine es prouvée par l'expérience.

(2) J'appelle *extérieur* le corps par rapport à l'esprit.

le fluide magnétique pour l'équilibrer, est le meilleur mode possible de traitement. Certains magnétieurs puissants ne s'adjoignent pas de médecin et n'emploient que le Magnétisme ; mais, en admettant que, moins fort ou moins expérimenté, l'on ait recours à l'art médical, le Magnétisme, bien appliqué dès le premier moment d'une indisposition, conjure le danger et permet d'attendre le docteur.

« Connais-toi, toi-même, » a dit un ancien. On est toujours obligé de revenir à cette parole profonde quand, en fait de Magnétisme, on veut apprendre quelque chose. Pour nous rendre compte de la puissance à la fois lumineuse et subtile que nous portons en nous-mêmes, examinons-en les effets les plus connus. Qui, dans une circonstance quelconque, n'a éprouvé de ces chocs désagréables que semble produire l'approche de certaines personnes dont l'extérieur n'a pourtant rien de répulsif ? D'autres, au contraire, nous deviennent sympathiques sans aucune raison apparente. Nous sommes, selon le cas, très à l'aise ou gênés en vertu de ces impressions inexplicables, et le plus curieux, c'est qu'elles sont générale ment réciproques. Comment motiver ces bizarreries sinon par un fait scientifiquement démontré, bien que les savants n'en mènent pas grand bruit, car il donne raison aux partisans du magnétisme? Ce fait, c'est que nous sommes en échange perpétuel d'éléments avec ce qui nous entoure; de nous à tout, et de tout à nous, émanent des courants fluidiques invisibles qui vont et viennent, sont attirés on repoussés. De là, cette sorte d'instinct, bien plus physique encore, que moral au moyen duquel nous sommes, agréablement ou non, avertis des influences qui nous approchent. Et ce courant irrésistible qui, dans les grandes assemblées, vous entraîne vers l'orateur préféré, vous fait partager son enthousiasme sur des points ou vous différez d'opinion, et gagne le public entier de la salle, tellement que tous s'identifient momentanément à celui qui parle et se sentent un avec lui; qu'est-ce, dis-je, que ce phénomène, sinon un irrésistible courant magnétique, provoqué par la puissance d'une énergique nature ?

Dans la vie privée, à chaque instant, nous subissons des antipathies et des entraînements inconscients, fruits de nos impressions fluidiques irraisonnées et contre lesquels nous sommes parfois appelés à faire acte de volonté. — L'existence de cet élément semi-matériel et médiateur est parfaitement sensible pour tous ceux qui l'observent soit en eux-mêmes, soit en autrui. Or, quand on a sérieusement constaté ce fait, et les conséquences qui en surgissent, on ne saurait retourner aux théories officielles ; car, autant les évolutions fluidiques expliquent lumineusement et logiquement la vie, la mort, la maladie, la santé, la veille, le sommeil, les sympathies, etc., etc., autant la soi-disant Science diplômée, pétrifiée dans son infaillibilité négative, nous laisse incertains et perplexes sur ce qui nous touche le plus directement, savoir : les meilleurs moyen de guérir ou de prévenir les innombrables souffrances physiques dont nous sommes tributaires.

CHAPITRE III

LE MAGNÉTISME CURATIF.

L'élément subtil que nous appelons : fluide magnétique, est si directement soumis à notre être moral, que la simple volonté suffit à en déterminer les phénomènes. Aussi la première qualité d'un magnétiseur est elle de-SAVOIR VOULOIR LE BIEN. Ce n'est pas seulement dans ce domaine que l'on a constaté l'étrange puissance du MOI humain. La volonté est, en toutes choses, le levier par excellence. C'est au moyen de cette force rayonnante que s'accomplit le progrès. L'Histoire est là pour l'attester. Mais, en restant dans notre sujet, quelques faits, plus ou moins connus de tous, suffiront à rappeler jusqu'où peut s'étendre cette souveraine influence.

Qui n'a vu, par exemple, ces cas de maladie prolongée où l'épouse, la mère, se prodigue jour et nuit? Surmenée outre mesure, mortellement inquiète, épuisée par la douleur, la fatigue, l'absence de sommeil, trop souvent encore par une alimentation insuffisante et de mauvaise qualité, la malheureuse résiste : le temps s'écoule, et, contre toutes les lois de la vie physique et de l'hygiène, elle est toujours debout. Elle tiendra jusqu'à l'issue de la crise .... Quelle est donc la source de cette victoire surhumaine?—La VOLONTÉ stimulée par la tendresse. Tout le secret du prodige est là. Il y a plus : des expériences réitérées dont nous trouverions peut-être la sanction dans notre propre passé, paraissent établir qu'il y a, pour ainsi dire, des grâces d'état en faveur de caractères ainsi trempés. Ils semblent commander à certains éléments et l'on a remarqué qu'ils affron-

tent impunément les épidémies les plus contagieuses. Le VOULOIR, calme dans son abnéga-
tion, n'en serait-il point le meilleur préservatif! Mais, second fait corroboratif du premier :
dès que le danger disparaît, les ressorts de l'é-
nergie se détendent ; on n'est plus aussi ferme-
ment résolu de tenir bon et souvent, alors, on
tombe à son tour. Peut-être éviterait-on la ca-
tastrophe en continuant encore un peu cette
lutte héroïque contre soi-même.

Un docteur (1) va plus loin. Il affirme que, dans
certains cas pathologiques, il a vu des organes
détruits se reconstituer sous le seul empire moral du malade. Aussi, les praticiens, vraiment
soucieux de guérir leurs clients, ne manquent-
ils point à stimuler dans ce sens les efforts de
ces derniers. Ils les encouragent (2), les égayent,

(1) M. Hugnet de Paris, ouvrage intitulé: Médecine
homœodynamique.

(2) Un médecin d'une haute réputation disait à jeune
femme accablée de malheurs, et convalescente d'une
grave maladie: Madame, aujourd'hui, votre existence
est entre vos mains. Voulez-vous mourir? cela vous
sera très facile ; vous n'avez qu'à laisser faire le chagrin.

et ce moyen opère souvent bien plus efficacement que les remèdes pharmaceutiques. — Il
s'est produit de véritables transformations de
tempérament, par la volonté d'être utile. Ainsi
des personnes qui n'avaient jamais pu suppor-
ter, sans tomber en syncope, la vue de la chair
à vif, s'étant trouvées seules pour secourir des
victimes d'accidents subits, réagirent violemment contre elles-mêmes et finirent par être
capables de panser les plus horribles plaies.
Les premières tentatives furent laborieuses ; la
syncope menaçait et n'était conjurée qu'à force
d'éther ou de tout autre cordial ; mais, après
quelques jours de persistance, l'instinct était

mais, à cause de vos enfants, vous voulez vivre, n'est-
ce pas? Dans ce cas, armez-vous d'énergie. Votre volonté seule peut triompher des influences morbides
qui ruinent en vous les sources de la vie. Allons, Madame, reprenez à deux mains votre courage ; dites-
vous : Je veux vivre, et tenez-vous parole à vous-mê-
me. — La pauvre femme fit ainsi et, contre toute at-
tente, elle se remit : mais elle eut de bonnes raisons
de penser que l'excellent Docteur lui avait dit l'exacte
vérité.

dompté; la nature physique ne s'insurgeait plus; la victoire demeurait à la volonté.

Qu'on me permettre de citer, comme effet de cette dernière, un exemple qui, pour émaner d'un enfant, n'en est pas moins concluant. On sait que, par suite du climat de leur pays, les hollandais sont sujets à des fièvres opiniâtres. Un gentil petit garçon d'Amsterdam souffrait de violents accès intermittents dont aucun docteur n'avait pu le délivrer. L'enfant appréhendait fort l'heure de ces crises périodiques. Un jour, le domestique de ses parents, mû par je ne sais quelle pensée, promit au jeune fiévreux un sac de friandises, si, au moment critique, il prenait sur lui de n'y pas faire attention et d'agir comme s'il n'en souffrait point. L'effort était prodigieux pour un si petit homme; cependant, la perspective du sac aidant, l'enfant fit bonne contenance quand apparut le fatal frisson. Il refusa de se coucher, comme de coutume, durant l'accès, et, quoique secoué par là fièvre, il se roidit tant et si bien, que le mal céda; cette résistance toute morale le délivra définitivement de son fléau. Ce fut tout bénéfice pour lui puisque, d'autre part, le brave domestique lui fit le cadeau promis.

Le fait suivant dont je fus témoin, il y a quelques années, à Paris même, va clore cette série d'arguments, en faveur du pouvoir incontestable qu'exerce une volonté nette et fortement concentrée.

Un homme, aussi remarquable par son propre talent que par l'éminente charge qu'il occupe aujourd'hui, était, chaque année, à la même époque, atteint d'une pleurésie et devait garder le lit, au grand détriment de ses affaires. Un printemps, juste au moment où ces dernières le réclamaient impérieusement, M. B. — que je ne suis point autorisée à nommer, — ressentit les symptômes très caractérisés de sa trop fidèle maladie: fièvre, point de côté, tête lourde et souffrante, etc., rien n'y manquait. Ah! se dit-il, avec une réelle angoisse, me voilà pris de nouveau. Mais, c'est impossible, je n'ai pas le temps de me mettre au lit. D'ailleurs, on n'a pas ainsi, tous les ans, une pleurésie; JE NE VEUX PAS AVOIR DE PLEURÉSIE! Et, tout chancelant et frissonnant, il continue ses travaux en se répétant, pour s'encourager dans cette héroïque lutte: *On n'a pas la pleurésie!* En somme, il s'est promptement rétabli. Dès lors, les printemps se sont succédé paisiblement; M. B. n'a plus eu de pleurésie.

Inutile d'insister: il est bien acquis, j'espère, que la volonté peut, en nous et hors de nous, exercer un empire dont nous ne soupçonnons encore ni la portée, ni les ressources et qui, par conséquent, s'impose à nos recherches. Ne nous étonnons donc point de rencontrer cette mystérieuse puissance au premier plan et comme dernier mot des phénomènes magnétiques.

Oui, à celui qui demande: « Comment devient-on magnétiseur? » Nous répondons: Chacun EST magnétiseur; mais, pour l'être dans les meilleures conditions possibles, aimez profondément l'humanité; soyez ému de ses souffrances et VEUILLEZ énergiquement l'en soulager selon votre pouvoir. Vous serez, alors, qualifié pour devenir un véritable apôtre du Magnétisme.

En vertu même des sentiments qu'il implique, le traitement fluidique a sa place marquée au sein de la famille, puisque tous, répétons-le à satiété, nous possédons le fluide curatif. Qui donc voudra plus et mieux la guérison d'un malade que sa mère, son époux, son fils, sa sœur, etc. L'ardente aspiration qu'apportent ceux-ci dans leurs efforts est déjà d'une grande puissance; et le fluide, agent vital équilibrant, opère d'autant mieux que, pour celui qui l'émet, il s'agit d'un être chéri, sur lequel son cœur concentre ses meilleures effluves.

En plaidant la cause du magnétisme devant le *foyer domestique*, selon le titre de ce livre, signalons, à ce point de vue, un avantage dont nul ne contestera la valeur. Tandis que le malade, atteint inopinément, reste souvent de longues et précieuses heures sans obtenir les secours de l'art, il recevrait, au contraire, des soins immédiats et, le plus souvent, suffisants de ses proches, si chaque membre de la famille apprenait à les donner (1). Etude si simple, en elle-même, que les novices ont peine à se persuader du peu d'efforts qu'exigent de si beaux résultats.

Donc, quelque limité que soit le temps dont on dispose pour apprendre à magnétiser, nul doute que l'on n'y parvienne, avec la moindre bonne volonté ; car, c'est ici bien moins une question de science que d'instinct spontané. Il est tellement naturel de guérir par ce moyen que, dans mille cas journaliers, tout le monde fait du magnétisme sans le savoir, comme M. Jourdain faisait de la prose; à commencer par ceux qui se montrent le plus op-

____

(1) Les enfants, même, peuvent très bien magnétiser : en deux séances, une fillette de dix ans m'a parfaitement guérie de crises névralgiques aiguës, dont j'étais tourmentée. Cependant, le fluide vital jouant un rôle important et délicat dans la phase de la croissance, tout en employant sans inconvénient des enfants dans certains cas exceptionnels et pressés, il ne faudrait pas abuser de cette ressource.

posés à ce mode d'action. Lorsque, souffrant des dents ou de tel autre mal, ils placent machinalement leur main sur le siége de la douleur et, très souvent, s'en trouvent soulagés, (1) que font-ils ? — Du magnétisme. La mère qui souffle sur le front contusionné de son enfant, ne fait, non plus, pas autre chose; les frictions sèches, les massages ? Magnétisme, encore et toujours. — Les chasseurs attribuent au magnétisme animal la singulière immobilité du gibier sous la patte levée du chien d'arrêt et les naturalistes donnent le nom de *fascination*, (qui est celui d'un phénomène magnétique), à l'influence exercée par le serpent dans la gueule duquel le petit oiseau descend, irrésistiblement, en criant et se débattant. En somme, le magnétisme, sous des formes et des appellations diverses, régit les opérations de la

(1) On peut, jusqu'à un certain point, se magnétiser soi-même. Toutefois, il est rare que cette acte réflexe ait la même efficacité que le traitement ordinaire, (d'un individu à l'autre).

nature, jusque dans ses éléments inférieurs;
car, l'aimantation, l'attraction électrique, etc,
dont les effets étranges se produisent à de si
grandes distances, (1) ne sont que les résultats
de rayonnements spéciaux échangés de corps à
corps. En constatant de tels faits, devons-nous
être surpris que cet incessant commerce de forces entre les choses et les êtres, constitue, chez
certains organismes, l'émission inconsciente de
fluides bienfaisants qui, cherchant, dans une
assimilation nouvelle, un niveau, un équilibre
quelconque, se dirrigent vers les personnes
malades auxquelles ils restituent le calme, la
vitalité qui leur faisait défaut. Ainsi, l'eau
suit invariablement les pentes du terrain dont
elle comble les espaces vides, avant d'y établir
son cours normal. Ces choses ont lieu, souvent,

(1) On sait que la direction constante que suit
l'aiguille aimantée de la boussole est dit-on, due à la
présence, au pôle nord, d'amas considérables d'aimant
qui exércent leur attraction à des milliers de lieues
sur cette pointe métallique.

à l'insu même du magnétiseur et du magnétisé.

Celui qui traite par les fluides ne fait donc
qu'employer *sciemment* cette force et la rendre plus appréciable, en l'augmentant par un
acte de sa volonté.

Ici, si dresse une objection : Vous dites,
m'opposera-t-on, peut-être, que chacun possède le fluide curatif, mais que, pour l'appliquer
avec succès au traitement des malades, il faut
énergiquement VOULOIR produire du bien. Or,
c'est rarement le vœu des méchants; ceux-
ci ne pourront donc guère user de cette ressource ?

La remarque est plus spécieuse que péremp-
toire. Et, d'abord, ceux que nous appelons *méchants* ne le sont jamais d'une manière abso-
lue; ils peuvent, du reste, chérir quelqu'un des
leurs, avec lequel leur fluide possède certaines
affinités, et vouloir sincèrement le guérir; cela
même est un bon sentiment qui modifie avan-
tageusement la propriété du fluide. Toutes les

catégories de gens peuvent donc se soulager entre elles.

Mais, ce qui fait du Magnétisme un élément éminemment moralisateur, c'est que, selon des expériences réitérées, les âmes pures, les caractères élevés, seraient, en effet, beaucoup mieux doués comme puissance curative ; certains magnétiseurs, pourtant, qui ne sont point des natures d'élite, opèrent journellement de fort belles cures ; comme, aussi, des tempéraments très sensitifs échappent fréquemment à leur influence. Ces apparentes bizarreries ont permis de constater un fait important ; c'est qu'il y a, dans la qualité du fluide, une infinie diversité, qui, au cours de la pratique, nécessite, parfois, quelques tâtonnements préalables et peut expliquer les cas d'insuccès. La science humaine n'a pas encore surpris le secret de ces tendances assimilatrices ou réfractaires dont, cependant, l'expérimentateur est forcé de tenir compte et qui ne semblent pas toujours résulter de sympathies ou d'aversions entre magnétiseur et magnétisé ; il n'en est pas moins constant que, parfois, — rarement, cependant, — le magnétiseur le mieux qualifié peut n'avoir aucune prise sur tel ou tel sujet. A l'appui de cette assertion, citons un fait assez curieux.

Un de mes amis, M. L. *Grobet*, (1) avait épuisé vainement toutes les recettes contre d'horribles migraines auxquelles sa femme était sujette. Lorsque parut, à Genève, le magnétisme curatif, sous les auspices du célèbre *Lafontaine*, M Grobet s'empressa de l'étudier dans l'espoir de guérir, par ce moyen, sa chère malade, car le traitement fluidique, en effet, s'est montré fort efficace dans ce genre d'affection.

(1) Bien connu à Genève, où son inépuisable dévouement a contribué, pour sa bonne part, à la vulgarisation du magnétisme. Puisse ce petit livre, s'il lui parvient dans sa retraite, porter à cet homme de bien l'hommage de ma reconnaissance, pour les guérisons que je lui dois, personnellement, comme pour ses précieuses instructions au moyen desquelles j'ai, moi-même, eu le bonheur de soulager quelques souffrances.

Aussi, dès que notre ami se vit en mesure de réussir, il se hâta d'agir contre la tenace migraine ; se réjouissant à l'avance d'en avoir raison. Mais, ô déception,... Madame Grobet parut absolument insensible à l'influence magnétique et, tandis que généreusement, M. Grobet guérissait *gratis* des inconnus, seule entre tous, sa pauvre femme ne pouvait être soulagée par lui. (1)

Il y a là, je le répète, des questions encore inélucidées, mais sur lesquelles, plus tard, la pratique et l'observation ne sauraient manquer de jeter quelque lumière.

Ces infimes échecs ne doivent point nous détourner de cette intéressante étude ; nous avons environ cent bonnes chances contre une mauvaise ; ne serait-il pas puéril de reculer

______

(1) J'ai, dit plus haut, que ce fa·t est assez rare : depuis vingt ans que je m'occupe de magnétisme, je n'en ai connu que deux exemples. Encore, rien ne prouve-t-il que d'autres praticiens n'eussent pu réussir à influencer ces tempéraments exceptionnels.

pour si peu? — Il arrive souvent, d'ailleurs, qu'un magnétiseur guérit parfaitement des malades sur lesquels ses confrères n'avaient pu exercer aucune action; lors, donc, que le fluide semble échouer auprès d'un patient, l'opérateur ne saurait guère en être responsable; les propriétés *individuelles* du fluide pouvant différer de beaucoup.

Cet agent possède cependant, en chaque personne, certaines qualités intrinsèques, pour ainsi dire; lesquelles, résultant de la nature intime de l'être, sont, par cela même, plus ou moins permanentes; mais celles-là, non plus, ne sauraient échapper complètement au contre-coup des fluctuations morales. J'ai vu des magnétiseurs d'un caractère éminent et qui, d'ordinaire, calmaient instantanément les malades les plus agités, produire d'autres fois, sur ces mêmes sujets, un agacement qui, s'il avait persisté, aurait fini par une véritable crise de nerfs; et cela, parce que le magnétiseur était lui-même sous l'empire de quelque chagrin, contrariété ou souffrance quelconque;

peut-être, même, d'un simple ressentiment, d'une appréhension, etc.

A ce propos, signalons une erreur qui a cours dans le public, mais dont les praticiens font, aujourd'hui, bonne justice (1).

On croit généralement que, pour exercer le pouvoir magnétique, on doit être plus fort de tempérament que le sujet sur lequel on agit. L'expérience prouve, au contraire, que toute la force magnétique gît dans celle de la volonté. Or, chacun sait que les colosses et les gens bien portants n'ont pas, obligatoirement, le monopole de l'énergie. Il y a plus : la santé, même, n'est pas une question *sine quâ non*, de l'efficacité fluidique. Comme le magnétiseur peut *émettre* du fluide vivifiant, il peut aussi *retenir* en lui les influences maladives, et faire du bien d'une part, sans risquer de nuire d'autre part (2).

(1) Entre autres, MM. Ragazzi qui, traitant jusqu'à soixante malades par jour, font autorité dans ce domaine.

(2) Toutes ces assertions sont confirmées par des

Sans doute, il ne s'agirait point de magnétiser si l'on était soi-même atteint d'une affection aiguë ; mais, dans ce cas, la nature l'indique d'elle-même, en refusant d'agir. Je constate
seulement, que beaucoup de gens peuvent opérer, sans inconvénients pour eux ni pour le malade, quand même ils souffrent d'une légère
indisposition. Au surplus, rien, autant que ce
ordre de faits, n'est soumis aux impressions
personnelles du magnétiseur qui, s'il est quelque peu sensitif, est le meilleur juge de ce dont
il doit s'abstenir. Mais, si le sujet manifestait
la moindre crainte à cet égard, — sentiment
dont on doit tenir compte, — un fort dégagement suffirait à supprimer tout danger de
contagion.

Avant de clore ce chapitre qui, pour les
profanes, contient des faits étranges, et même
fantastiques, selon eux, je tiens à déclarer

expériences journalières et *personnelles*. — J'engage vivement le lecteur à s'en enquérir *par lui-
même*.

que, si profondément convaincue qne je sois aujourd'hui, ma conversion au Magnétisme ne fut ni facile, ni spontanée.

Je n'avance rien, ici, sur la simple foi d'autrui ; mais j'ai VU, RESSENTI OU PRATI-QUÉ tout ce que j'affirme. Il m'a fallu ma propre expérience, maintes fois confirmée par un contrôle méticuleux, pour admettre ce que, maintenant, je considère comme une incontestable vérité. — Parmi les faits qui me concernent, les deux ou trois suivants, surtout, me sont restés dans la mémoire. Le lecteur me pardonnera, j'espère, ces récits, moins égoïstes qu'ils n'en ont l'air, car je ne puis certifier ces phénomènes que sur le témoignage de mes propres sens.

Si le magnétisme m'avait guérie une ou deux fois seulement, et d'indispositions passasagères qui disparaissent comme elles arrivent, sans qu'on puisse en déterminer la raison, je serais la première à rester dans l'expectative relativement aux vertus curatives du fluide ; mais je compte *au moins* douze cas de maladies plus ou moins graves, où j'ai constaté, *sur moi-même*, les étonnants effets de ce traitement ; et cela, dans un laps de temps qui fut pour moi une phase de scepticisme très accentué. Impossible de me taxer d'enthousiasme; j'étais en défiance, au contraire, et n'acceptais ces faits que sur preuves irrécusables, ce qui, maintenant, me place d'autant mieux pour les attester, non point avec la prétention de persuader le lecteur, mais dans mon très légitime désir de l'engager à se convaincre, *par lui-même*, d'une si magnifique vérité. Comment attribuer à des coïncidences puériles, plus extraordinaires que le magnétisme lui-même, ou à quelque erreur de l'imagination, la guérison INSTANTANÉE de crises névralgiques dont j'étais torturée depuis six mois, chaque jour, à la même heure, et dont nul docteur n'avait pu me soulager? Une seule magnétisation suffit ! Et ce qui témoigne de la réelle efficacité du fluide en cette occasion, c'est que, lorsque plusieurs années après, j'éprouvai quelques nouvelles atteintes de ces mêmes douleurs, invariablement, le même traitement y coupa court; cela se renouvela quatre ou cinq fois, au moins, à des intervalles divers. Le simple hasard, — si hasard il y a, — ne saurait être à ce point complaisant.

J'ai, par le magnétisme, recouvré l'usage de ma jambe gauche qui se paralysait, progressivement, tout en me faisant beaucoup souffrir. Cela demanda une dizaine de séances après chacune desquelles je constatais un nouveau progrès. Dès lors, — il y a de cela quinze ans, — ma jambe ne s'est plus ressentie de cette atteinte, à la fois menaçante et douloureuse, qui avait duré cinq ans! C'est M. L. Grobet qui m'en a délivrée. Combien de cas analogues ne pourrais-je pas citer encore!

Il y a plus : si, grâce au magnétisme, j'ai été guérie un grand nombre de fois, je lui dois, également, d'avoir moi-même opéré des cures dont, la première, je fus bien étonnée, car dans certaines occasions où je n'espérais produire qu'un soulagement temporaire, le malade se trouva radicalement guéri! On me permettra d'en citer un exemple.

A quatre lieues de la ville que j'habitais, en Suisse, vivait une famille avec laquelle j'avais depuis longtemps noué de très amicales relations. Un jour, étant allée passer quelques heures chez ces amis, j'appris avec douleur que leur tante, Mme O., mère de deux littérateurs bien connus, était à la mort d'une paralysie de l'estomac. Deux célébrités médicales appelées auprès d'elle, s'accordaient à lui donner douze à quinze heures de vie, au plus. L'arrêt paraissait sans appel, en raison du grand âge de la malade : elle avait quatre-vingt-cinq ans! Cependant, sa famille, à n'importe quel prix, eût voulu, selon l'expression de ces bonnes gens : *la faire durer* jusqu'au lendemain, vers neuf heures du matin, moment où son fils, M. Juste O. devait arriver de Paris où l'avait averti le télégraphe. « Que du moins, il la trouve encore vivante, » disait-on, sans oser l'espérer ; car la mourante *ne dormant plus* depuis six semaines et ne supportant, il y avait passé huit jours, *aucune boisson, aucun aliment*, était d'une faiblesse qui, à chaque minute, pouvait amener la crise finale.

J'aimais chèrement cette excellente femme; j'allai donc immédiatement la voir. Il était deux heures de l'après midi. Bien que dans un incroyable état de prostration, elle me reconnut et parut heureuse de ma visite. — Je m'en vais, ma bonne dame, me dit-elle très lentement et à voix basse; merci d'être venue!... Si je pouvais voir aussi mon fils Juste!... Et ses pauvres yeux, déjà voilés par les ombres de la mort, se remplirent de larmes. — J'étais vivement émue; une pensée soudaine me saisit : Si je tâchais de lui communiquer un peu de fluide vital pour la prolonger jusque là!

— Chère madame, avez-vous confiance en moi? lui dis-je.

— Oh! complètement, répondit-elle, pourquoi?

— Laissez-moi essayer de vous fortifier un peu!

La situation ne permettait pas d'explications.

— Oui, fit-elle faiblement.

Aussitôt, animée du plus vif désir de L'AIDER à parvenir au lendemain, j'étendis les deux mains, au-dessus de son estomac; — à trois centimètres de distance, environ; — Quelques minutes après, je la dégageai (1). Elle n'avait rien éprouvé.

C'était là un fâcheux indice; il y avait bien paralysie. Pourtant, je recommençai une seconde fois, puis une troisième, toujours de la même façon. Alors, la malade ressentit une chaleur douce et réparatrice, qui, sous chaque nouvelle passe, augmentait sensiblement.

— Comme vos mains sont chaudes! Elles me font du bien, me dit-elle; j'effleurai légèrement sa joue du bout de mes doigts qui étaient glacés, car on était en hiver. Mme O. put constater que la chaleur dont elle parlait n'appartenait point à mes mains, et qu'elle provenait uniquement du fluide magnétique.

(1) Tous ces procédés seront décrits plus loin.

A ce moment, on me fit demander chez mes amis ; je quittai la pauvre mère en lui promettant de revenir lui dire adieu, avant de reprendre le train de retour. Une heure après, j'entr'ouvris de nouveau la porte de la chambre :

— Oh ! ma bonne dame, fit la malade avec une certaine force et sans me donner le temps d'entrer, je sens que je reverrai mon fils Juste !

Depuis vos passes, j'ai dormi ; j'ai bu mon café au lait (1) et je le supporte bien ! Merci, merci ! Enchantée de ce premier succès qui dépassait de beaucoup mes espérances, j'opérai deux nouvelles magnétisations, sur quoi, pressée par le prochain départ du train, je recommandai à la famille de faire prendre à Mme O., tous les quarts d'heure, une cuillerée à bouche de consommé de poulet ; et, de deux en deux heures, la même dose de vin de Bordeaux sucré. Je comptais sur ces cordiaux

(1) Cette boisson que, depuis huit jours, son estomac refusait absolument, était celle que Mme O. avait pu prendre le plus longtemps.

pour la soutenir jusqu'au matin, puisque le fluide avait rendu à l'estomac quelque force digestive; puis, je pris de la chère malade un congé qui, dans ma conviction, devait être éternel.

Le lendemain au soir, une lettre de mes amis m'apprit que la nuit, durant laquelle on avait suivi mes instructions, s'était passée sous l'influence d'un mieux sensible; que le matin, Mme O. avait revu son fils et, qu'enfin, les docteurs, bien étonnés d'être rappelés près d'elle, l'avaient déclarée hors de danger tout en n'y comprenant rien, disaient-ils. Ils attribuaient ce revirement soudain à quelque crise mystérieuse, imprévisible, à cet âge surtout, et prescrivirent la continuation de ce que j'avais conseillé; croyant que les parents avaient eu d'eux-mêmes l'idée du consommé et du Bordeaux, car on n'aurait osé leur dire à quoi cette convalescence était due.

La semaine suivante, la bonne Mme O. profita d'un rayon de soleil pour se promener dans son jardin, appuyée au bras de sa fille. Elle se remit au point de manger et de digérer comme si elle n'eût pas été malade. Elle vécut encore deux années et mourut, non de paralysie gastrique, mais d'une hémorrhagie causée par un cancer au sein dont elle ne s'était jamais plainte, parce que ce mal plutôt interne, chez elle, n'étant presque pas apparent, ne lui semblait pas dangereux.

J'ai eu le bonheur de guérir des membres atrophiés par des douleurs articulaires, des névralgies, des crampes gastralgiques et utérines, etc., etc.

L'humanité négligera-t-elle longtemps encore un si facile moyen de faire gratuitement du bien? Les familles se refuseront-elles à elles-mêmes une ressource qui, dans la plupart des cas, leur éviterait les frais et les erreurs des médecins?

Si l'on en juge par le mouvement imprimé, depuis quelques années, à l'application de ce traitement, il y a lieu d'espérer qu'elle se propagera, désormais, avec une rapidité *relative*; car, tandis que, naguère, les magnétiseurs dévoués trouvaient à peine quelques malades à guérir GRATUITEMENT, tant était grande l'incrédulité du public, en matière de Magnétisme, aujourd'hui, les guérisseurs justement, rémunérés, voient journellement assiéger leur porte par plus de clients qu'ils n'en peuvent traiter. C'est un symptôme significatif. L'heure de la vulgarisation a donc sonné ! Aussi, je le répète, en favorisant, de mon mieux, l'introduction du Magnétisme au sanctuaire familial, je crois accomplir une œuvre utile, par conséquent un devoir.

Que chacun se mette donc à l'œuvre et, après quelques tâtonnements de courte durée, nul doute qu'on ne réussisse. Quelle mère ne sera pas heureuse de posséder, en permanence, le moyen de guérir ses enfants ou tout au moins de les soulager dans les nombreuses crises et indispositions auxquelles les assujettissent les diverses phases de la croissance ! Et lorsque la femme aura consacré le Magnétisme par des guérisons sur les siens, cette cause, si éminemment humanitaire, sera bien près de la vivii fioé.det trecni

— Si, durant sa phase d'initiation, le traitement fluidique a dû se pratiquer entre inconnus, les temps n'en arrivent pas moins où
son vrai siége sera le centre familial. Dans une
œuvre de propagande, on doit au public toute
la vérité. Ici, elle est aisée à pressentir. La *volonté* se trouvant à la base des opérations magnétiques, on sent, d'entrée, à quoi certains
malades pourraient se trouver en butte
s'ils venaient à tomber aux mains de magnétiseurs peu scrupuleux qui, pour rares
qu'ils soient, existent cependant. C'est un acte
singulièrement sérieux, que de soumettre une
jeune fille, par exemple, à l'influence magnétique d'un étranger; et, sur ce point, je comprends,
en l'approuvant, la réserve et les défiances des
parents ; car, en rendant un trop juste hommage
à certains magnétiseurs qui, se consacrant au
soulagement de leurs frères, ont, certes, bien
mérité de l'humanité, je sais que, malheureu-
sement, tous les expérimentateurs n'ont pas
droit à cet éloge.

Faudra-t-il, pour cela, rejeter le magnétisme ? Les conséquences logiques d'une telle détermination nous entraîneraient un peu loin dans la plupart des choses existantes. Le feu serait proscrit de nos usages puisqu'il offre de sérieuses chances d'incendie; le gaz, la vapeur, à causes des explosions possibles; l'électricité, la navigation, les chemins de fer avec tous leurs avantages, mais, aussi, leurs incontestables dangers, seraient reniés par la civilisation. De même au point de vue moral. Les institutions scolaires deviendraient désertes si l'on envisageait tous les genres d'abus qu'elles peuvent abriter ; et l'on prend, parfois, de folles envies de vivre en ermite, quand on songe à toutes les trahisons qu'on a subies de ses plus intimes amis. Mais, pour finir par l'exemple le plus coucluant, qui donc se marierait encore si l'on se représentait sérieusement toutes les éventualités du mariage ? Pourtant, que seraient les rapports humains quand on en retrancherait ces éléments qui, en somme, constituent le progrès, et même l'infime dose de bonheur départie à chacun de nous?

Il en est de même du Magnétisme : Tâchons de l'employer avec sagesse et, pour cela, donnons-lui droit de bourgeoisie dans nos demeures. Nous saurons alors à *qui*, à *quoi*, nous avons affaire ; la guérison sera d'autant plus probable que le traitement sera prompt, sympathique et, d'ailleurs, exempt de toute arrière pensée, condition des plus favorables au volitions fluidiques.

CHAPITRE IV.

Comment on magnétise.

Après avoir sommairement examiné ce que, jusqu'à nouvel ordre, on admet sur le *fluide*(1) magnétique au triple point de vue de sa nature, de ses attributions dans notre organisme, et de l'empire qu'exerce la volonté sur

(1) Malgré l'opinion de certaines gens qui s'intitulent *savants* et, sans avoir cherché si le fluide humain existe ou non, le nient, *a priori*, je persiste à nommer ainsi l'élément magnétique, jusqu'à ce que ces Messieurs nous aient fourni des renseignements compatibles avec le sens commun et surtout avec les *faits* constatés.

les évolutions de cette force intime, il nous reste à retracer les procédés les plus usuels de son emploi comme curatif.

Le fluide curatif, avons-nous dit, s'échappe surtout par le bout des doigts où il produit, lorsqu'il est énergique ou très abondant, une sorte de fourmillement. Cette émission est, le plus souvent, accompagnée d'une chaleur douce et pénétrante qui va provoquer et rééquilibrer, chez les malades, des vibrations organiques plus ou moins troublées.

On comprend, dès lors, que le sang, autre élément fluidique, soit si fortement influencé par ce courant subtil, que, dans mille circonstances diverses, des hémorrhagies très graves aient été arrêtées sous la seule action du Magnétisme (1).

(1) Une jeune femme de mon voisinage, Mme Lenoir, à la naissance de son premier enfant, eut une hémorrhagie dont on ne pouvait devenir maître. Comme elle allait en mourir, on appela, en toute hâte un magnétiseur qui, par quelques passes, mit fin au danger. M. L. Grobet, dont j'ai déjà parlé, assistant

Voilà donc toute la série des affections du système sanguin, — au moins relativement à la circulation, — entrée dans le domaine du traitement fluidique. Suivent les maladies nerveuses qui tiennent de si près à l'agent magnétique, et contre lesquelles, justement par cette raison, les médecins qui nient ce dernier, s'avouent eux-mêmes dérisoirement armés par la science. Ici, au contraire, le magnétisme est passé maître et guérit souvent dans l'espace de quelques jours, et même de quelques minutes, des affections rebelles à tous les médicaments. Ce fait, que j'ai vu cent fois se produire sur d'autres personnes et sur moi-même, est de nature à faire penser. Si Messieurs les Docteurs en médecine, au lieu de nier le fluide, ou de le confondre avec le système nerveux,

un jour un chirugien de ses amis dans une opération très hasardeuse, arrêta sur le champ, au moyen du Magnétisme, une hémorrhagie produite par la déviation d'une instrument chirurgical.Le sang, retenu sous la main du magnétiseur, permit au chirurgien de faire la ligature nécessitée par cet accident.

consentaient à *l'observer*, ils acquerraient de belles chances d'agir un peu plus intelligemment dans les innombrables cas où, se trouvant débordés par des phénomènes, selon eux, inexplicables, ils font de l'empirisme officiel ne pouvant faire de la science devant l'accomplissement de lois qui leur sont inconnues.

Je ne puis entrer, ici, dans la nomenclature des maladies guérissables par le Magnétisme, car tous les jours ce catalogue augmente et nous ne sommes pas près de le voir définitivement clos.

J'ai vu ce traitement guérir des gens absolument condamnés comme paralytiques, phthisiques, névrotiques, etc., etc. ; cela ne signifie pas que, par ce moyen, on soit *certain* de guérir de tout ; ce serait la suppression de la mort et cette dernière n'abdique point ; mais n'est-il pas déjà très beau de ne plus regarder comme *incurables*, des affections organiques dont le nom seul est un épouvantail ?

Donc, sans approfondir les moyens d'action à mettre en œuvre dans ces conjonctures exceptionnelles, — puisqu'il est bien entendu que ces pages s'adressent anx seuls novices en fait de Magnétisme, — parlons, plutôt, des indispositions que tout le monde peut traiter, sans autre étude que celle des mouvements élémentaires servant à l'émission et à l'extraction du fluide. Observons, d'abord, que des maladies graves s'accentuent constamment sur un malaise précurseur qu'une énergique magnétisation dissilerait le plus souvent; dans une infinité de cas, il suffit de rééquilibrer promptement les vibrations fluidiques, pour les mettre à même de réagir, avec plus de puissance, contre les perturbations du système *physique*, proprement dit. C'est, surtout, auprès des enfants qu'on est appelé à l'expérimenter

Combien de toux *rauques* ou d'accès intermittents, — menaçant, soit de croup, soit de coqueluche, — n'ai-je pas vus céder à la simple imposition des mains, suivie de passes légères et prolongées sur la poitrine du bébé !

Que de maux d'entrailles guéris, d'indigestions dissipées ! Que de maux conjurés !

Si la mère savait quelle puissance elle possède pour calmer le sommeil agité de son enfant pour rasséréner ses nerfs agacés, tendus, par le cruel travail de la dentition ou l'effort laborieux de la croissance ! Et dire que, bien loin de s'affaiblir avec le temps, cette admirable influence augmente, au contraire, à mesure qu'on l'emploie, c'est vraiment, de quoi prendre en pitié les pauvres gens qui nient et rejettent, de parti pris, un tel bienfait de la nature !

Peut-être pense-t-on que, pour appliquer le Magnétisme à la thérapeutique, il faut avoir acquis certaines connaissances médicales assez peu vulgarisées jusqu'ici. Hâtons-nous donc d'affirmer que, pour faire beaucoup de bien, le magnétiseur n'est point tenu de posséder ces données spéciales ; car, en agissant directement sur le siége même de la douleur, il a quatre-vingt-dix-neuf chances de réussite contre une. C'est beaucoup plus que n'en présentent les médicaments de MM. les docteurs (1).

(1) Le docteur Dupin, de Genève, dans la biogra-

Certes, le magnétisme ne peut que gagner à se voir appliquer scientifiquement; et tous ceux qui ont à cœur d'étendre ses magnifiques propriétés au plus grand nombre possible de maladies, étudient avec soin l'anatomie, la physiologie, etc. Ceux-là sont les praticiens dévoués et convaincus : les apôtres. Aussi, arrivent-ils à des résultats souvent inespérés. Mais, encore un coup, ce petit livre a pour seul but d'engager *tout le monde à s'essayer* dans cette utile et facile pratique; et cela, parce que je suis persuadée que les expérimentateurs seront, d'emblée, tellement encouragés, captivés, par leurs propres succès, que le reste ira de soi-même.

De plus, le rayonnement fluidique étant, comme on l'a déjà vu, inhérent à notre nature, on acquiert, en l'employant, une sorte d'intuition telle que, même en ignorant les

phie du docteur d'Espine, considère ce dernier comme digne des plus grands éloges pour avoir : *rarement. fait du mal* à ses clients au début d'une maladie. Cet aveu tacite n'est-il pas bon à noter?

symptômes du mal, l'imposition des mains se fait machinalement, en quelque sorte, sans qu'on sache pourquoi, vers l'organe atteint; tellement est considérable, dans ce domaine, la question d'équilibre entre les fluides en présence. Tous les magnétiseurs, sont d'accord à constater ce fait aussi étrange que vrai.

Aussitôt, donc, que l'exercice a formé, assoupli l'opérateur, celui-ci peut se fier à l'instinct que dirigent les affinités et les oppositions fluidiques. La preuve, c'est que, malgré les traits généraux indiqués pour la pratique du magnétisme, chacun a *sa manière* de procéder, sans, cependant, agir identiquement dans tous les cas semblables.

C'est pourquoi l'on ne doit guère se préoccuper de la méthode à suivre; la *volonté* de faire du bien suffisant à elle seule pour équilibrer et diriger l'action des fluides. Cela paraît quelque peu fantastique: mais cela EST. Il y a encore, de par la nature, bon nombre de choses mystérieuses que nous subissons sans les comprendre (1); une de plus n'est pas une affaire; le tout est d'être *certain* de sa réalité. Or, pour acquérir une certitude, il n'y a guère qu'un moyen, c'est d'expérimenter.

Donc, en disant, ici, comment on peut magnétiser, je ne prétends point poser une règle; encore moins, une règle unique.

Je me borne à décrire les moyens qui m'ont

(1) Avant l'invention du câble sous-marin, avant la découverte du phonographe, l'homme qui eût affirmé qu'un jour les continents s'entretiendraient INSTANTANÉMENT entre eux, à travers les profondeurs océaniques ; que, d'autre part, on emporterait sur soi, pour les reproduire, à volonté, avec le timbre même de la voix, un discours plus ou moins académique ou un opéra quelconque, celui-là, dis-je, eût passé pour le plus incurable des fous ; et, pourtant, il s'agissait ici d'appliquer des lois physiques bien plus saisissables et, surtout, plus connues que les éléments dynamiques de l'être humain, jusqu'à présent si négligés, grâce au dédain superbe des corps officiels. En présence de ces faits, le sage est celui qui sait dire : « Tout *est possible*, quoique tout ne soit pas *certain*. »

toujours réussi ; mais ils se présentent ici comme *types* indéfiniment modifiables.

Un procédé, seulement, dont nous allons parler, doit être réservé si l'on ne veut *s'exposer* à certains accidents, surtout dans les débuts. Mais, en cela même, il m'est arrivé de passer outre, avec succès, dans un cas où cette sorte d'infraction m'était nettement imposée comme nécessaire.

En thèse générale, la faculté magnétique variant d'intensité et de qualité selon les individus, les premières expériences devront être tentées avec modération ; surtout, si le sujet est très nerveux.

J'ai vu un magnétiseur doué, sans le savoir, d'une grande force fluidique, produire, chez une dame extrêmement sensitive, un commencement de congestion pulmonaire ; cet incident, dont un praticien ne se fût point ému, embarrassait fort notre novice opérateur ; des assistants, plus expérimentés, lui apprirent comment il devait s'y prendre pour faire cesser le phénomène et la dame ne s'en ressentit point. Mais le débutant comprit qu'il devait, à l'avenir, déployer plus de prudence et ne pas influencer les sujets sans être certain de savoir *dégager*, c'est-à-dire, enlever le fluide excédant. Il faut donc compter avec cette puissance, et savoir graduellement la *mesurer* si l'on veut s'employer sérieusement à la guérison des malades. Au surplus, cette étude n'offre aucune difficulté, aucun danger, non plus, à la condition de savoir extraire promptement le fluide.

Ici, se place naturellement la précaution à observer; elle n'est pas nouvelle; car c'est la même que recommandent aussi les médecins dans l'emploi des *frictions*. *Il importe de toujours diriger les passes de haut en bas*, pour éviter de ramener le sang vers les organes supérieurs et de congestionner le malade. Le fluide agissant si directement sur la circulation sanguine, doit être conduit vers les extrémités inférieures et tendre à dégager le cerveau, les poumons, le cœur.

Nous esquisserons, dans la suite, les principales circonstances qui peuvent se produire pendant la magnétisation, et les moyens par lesquels on les modifie.

Si, dans un autre ordre d'expériences, le regard seul obtient des phénomènes étranges: (catalepsie, fascination, extase, frayeur, etc., etc.) le traitement des malades appelle surtout l'imposition des mains. Quelques praticiens puissants arrivent bien à projeter le fluide sans employer cet auxiliaire; mais c'est l'infime exception (1); nous n'avons pas à nous en occuper, dès qu'il s'agit uniquement du magnétisme *cu^r atif*.

Dans ce domaine, deux procédés principaux influencent plus ou moins puissamment le sujet, et sont mis en usage selon qu'on veut impressionner l'ensemble du tempérament ou seulement un organe spécial.

(1) Le Zouave Jacob, par exemple, traite à distance; et s'il ne guérit pas *tous* ceux qui ont recours à lui, il n'en est pas moins vrai que, depuis 15 ans et plus, qu'il exerce en plein Paris, ses soins ne cessent d'être réclamés par une foule de malades.

Pour remplir le premier de ces buts, le magnétiseur s'assied en face du malade (1), sur les deux pouces duquel il pose les deux siens, afin de comprimer LÉGÈREMENT l'artère. Puis, il fixe du regard l'épigastre (creux de l'estomac), centre nerveux éminemment sensitif aux fluides.

Après un laps de temps variable, (entre cinq et quarante minutes, suivant les conditions multiples qui régissent la production de ces effets), le malade éprouve une sorte d'engourdissement, une lassitude, plus ou moins accentuée, à la nuque, aux épaules, surtout ; les yeux appesantis se ferment ou se voilent ; — je ne parle que des effets les plus ordinaires, — la voix devient plus faible, la parole plus lente ; ces symptômes démontrent que la CHARGE magnétique est suffisante ; il convient alors de laisser un instant le sujet dans cet état ; le fluide pénétre l'organisme entier et lui communique une

(1) Pour laisser plus de liberté au courant fluidique, l'un et l'autre s'abstiendront de croiser les jambes.

impulsion nouvelle que l'on favorisera, tout-à-l'heure, par des PASSES destinées à le faire circuler pour provoquer ou régulariser les évolutions vitales, partout où elles ont subi quelque altération.

Après cinq, dix ou quinze minutes de ce repos artificiel, le magnétiseur, debout, devant le malade toujours assis, étend, *sans raideur*, les deux mains en avant, à trois ou quatre *centimètres au-dessus* de la tête du sujet et, très lentement, avec calme, par un mouvement égal, sans secousse et sans arrêt, les descend le long du corps, en les maintenant à la même distance mais en suivant les sinuosités des formes jusqu'aux pieds ; comme s'il voulait entourer la personne d'un gaz quelconque.

Arrivé là, il a soin de FERMER LES MAINS (pour ne pas remonter le fluide émis par l'extrémité des doigts) et, les replaçant comme la première fois au-dessus du cerveau, il les ouvre et continue à les abaisser ainsi que je viens de l'expliquer (1). On appelle ceci les GRANDES

(1) Certains sujets s'endorment pendant la magnéti-

PASSES pour les distinguer de celles qu'on pratique de la même façon, mais localement, à la tête, aux bras, au dos, etc.

On opère les *grandes passes*, pendant plus ou moins de temps, jusqu'à ce que le malade déclare se sentir *bien* ou qu'il paraisse dans un calme complet. On le laisse de nouveau quelques minutes dans cette saturation fluidique, puis, on procède au DÉGAGEMENT ; car cette force vitale qui, du magnétiseur se dirige sur le magnétisé, n'est qu'une sorte de prêt destiné à stimuler un fluide insuffisant ou paresseux, et à lui restituer l'étendue, l'élasticité de ses propres volitions. Le dégagement se produit par des passes *transversales* énergiques et très rapides ; semblables à celles qu'on serait porté à

sation ; les magnétiseurs novices feront bien de ne pas aller jusqu'au sommeil complet qu'ils auraient peut-être quelque peine à dissiper ; plus tard, ils pourront même le provoquer, comme élément réparateur. Ici, l'avantage d'opérer en famille se démontre de lui-même ; il faut pouvoir, sans aucun danger, bénéficier du magnétisme curatif.

faire autour d'une personne enveloppée de vapeurs qu'où voudrait écarter. L'opérateur rapproche ses deux mains en face du malade, et, toujours sans le toucher, les éloigne vivement en les abaissant, chaque fois davantage, jusqu'aux pieds prenant soin de secouer le fluide inutile, et même nuisible, qu'il extrait ainsi du sujet (1). Quand ce dernier, se trouve complètement allégé, avec un sentiment général de fraîcheur, le dégagement est complet.

Ce traitement par les pouces m'a particulièrement réussi dans les affections chroniques où l'organisme entier était atteint. Il produit parfois, instantanément, des effets étonnants. Ainsi, j'arrivai un jour chez une de mes amies, Mlle B., — qui, je l'espère ne m'en voudra pas de citer ce fait. — Sa mère souffrait depuis six mois, d'une maladie soi-disant *ner-*

---

(1) Le fluide curatif s'imprègne des miasmes internes du malade; c'est encore là une de ses remarquables propriétés. Il faut donc éviter de le jeter sur quelque assistant placé près du magnétiseur.

veuse, comme toutes celles auxquelles les médecins ne comprennent rien. Cette pauvre dame passait, *jour et nuit*, sa triste vie dans un fauteuil, se trouvant encore plus mal au lit. Un tremblement violent la secouait sans relâche ; au point qu'il fallait la faire manger, comme un petit enfant. Sa fille était désolée. J'obtins la permission de tenter un peu de soulagement au moyen du magnétisme, et je procédai, par les pouces et les grandes passes, conformément à l'explication ci-dessus. Le tremblement diminua graduellement, jusqu'à cessation complète; un paisible sommeil survint ; je me gardai bien de le troubler; une demi-heure après, le réveil ayant lieu, je dégageai la malade. Elle resta dans un calme qui lui permit de prendre, *elle-même* et sans aide, son léger repas, ce qu'elle ne faisait plus depuis plusieurs mois. Heureuse et remplie d'espoir, je quittai ces dames en leur promettant de revenir. D'après ces remarquables effets nous avions toutes la persuasion qu'un traitement fluidique *suivi* pourrait guérir Mme

B. Malheureusenoĕt, le lendemain, un grave accident me mit hors d'état de lui continuer mes soins; il eût fallu soutenir par de nouvelles séances le mieux qui s'était manifesté; mais l'époux de la malade avait horreur du magnétisme! M^{me}B. retomba dans son premier état et mourut de cruelles souffrances.

Le résultat de mon simple essai, m'a laissé le regret amer de mon impuissance momentanée, et la certitude que cette affection, si proche parente de la paralysie, aurait, sous des efforts intelligents et dévoués, cédé à l'action du magnétisme.

Si, dans ce genre de maladie ou dans tout autre, le malade se plaint de douleurs locales, on peut, avec succès, pendant qu'il est, pour ainsi dire, imbibé de fluide, opérer des passes partielles sur les organes souffrants, (la tête l'estomac, les membres etc.), en chargeant et continuant un peu au delà de l'espace douloureux ; après quoi, on reprend les grandes passes, puis le dégagement.

Les praticiens conseillent aux magnétiseurs

de se dégager eux-mêmes des fluides délétères qu'exhalent leurs malades et qu'ils s'assimilent, dans une mesure variable, en vertu de la communication dynamique provoquée par le traitement (1). Il n'est pas rare de voir l'opérateur pris *momentanément* des mêmes symptômes que son patient, tandis que, au contraire, celui-ci va sensiblement mieux. Cet incident, tout fluidique, se dissipe de lui-même et n'offre aucun danger; cependant, si, en se dégageant après la séance, on peut l'éviter, pourquoi ne pas le faire ? On use également des grandes passes sans comprimer les artères des pouces. Je n'agis guère sur ces derniers que dans les maux graves ou très invétérés ; quand je désire faire pénétrer

(1) Cette mesure est, aussi, un excellent préservatif des maladies contagieuses. La volonté de repousser les mauvais fluides, jointe à d'énergiques dégagements, pratiqués sur soi-même, au moyen des passes transversales, (voir pages 79-80), de haut en bas, protégeront les personnes dont le dévouement affronte des maladies transmissibles.

le fluide jusqu'aux profondeurs organiques.

Si, durant ce traitement, et même avec les simples passes, le malade se plaignait d'oppression ou de lourdeur de tête, on dégagerait un peu; et, plaçant un instant les deux mains à distance, au-dessus des genoux, on les abaisserait ensuite vers les pieds, afin d'y attirer le sang. Cela suffirait pour détruire le malaise et permettre de reprendre le traitement où il en était.

Les grandes passes calment et fortifient l'ensemble de l'organisme. Elles sont particulièrement efficaces dans les affections nerveuses et chez les convalescents. Chose curieuse: leur action est souvent d'autant plus puissante qu'on ne les fait pas de trop près. Certains malades sont beaucoup plus influencés de loin.

Un traitement prolongé, des séances fréquentes, développent la puissance du magnétiseur et l'impressionnabilité du malade; de plus, tous deux varient de disposition en vertu des innombrables causes qui réagissent sur notre tempérament. Cette mobilité, attribut essentiel de l'agent vital, occasionne des effets imprévus, souvent fort instructifs pour qui sait les observer, mais dont le cadre si restreint de ce travail ne comporte pas le développement. Bornons-nous à les signaler comme de précieuses directions sur les changements à opérer dans la marche du traitement. On prend conseil de l'incident même pour agir avec connaissance de cause; c'est ainsi qu'on devient habile, car l'observation attentive et l'expérimentation prudente sont, en magnétisme, les deux conditions essentielles du succès.

L'exemple suivant fera mieux comprendre ma pensée:

Une jeune femme de ma famille était fort sujette à d'intolérables maux d'estomac, contre lesquels tous les remèdes étaient restés sans autre effet qu'une aggravation notable. En plusieurs occasions, j'avais délivré cette personne de souffrances diverses, au moyen du traitement fluidique et, toujours, bien que sceptique en fait de Magnétisme, elle avait déclaré ressentir, pendant le traitement, une impression de chaleur très accentuée. Comme sa crampe de l'estomac se produisit un jour qu'elle était chez moi, je lui proposai de la soulager en lui faisant quelques passes ; mais elle me refusa, disant que toute chaleur augmentait l'intensité de la douleur. Eh bien, lui dis-je, nous emploierons du fluides *froid*. Elle se prêta *sans conviction* à mon expérience ; car, ainsi que beaucoup de gens, elle se targue de ne point croire au Magnétisme, en dépit des cures obtenues, sur elle-même, par cette influence. Je me plaçai donc en face de la malade qui, à moitié étendue sur un divan, se tordait de souffrance. A peine avais-je pratiqué six à huit passes avec la ferme volonté d'émettre du fluide froid, que la crampe céda peu à peu comme par enchantement ; la jeune femme, entièrement soulagée, se calmait à vue d'œil : elle était remise de cette indisposition terrible, qui durait depuis huit jours consécutifs ; se renouvelant, toujours plus douloureusement, à des intervalles très rapprochès. Comme je lui demandais avec intention si elle avait ressenti une vivifiante chaleur : Non, me dit-elle, j'éprouvais, au contraire, une impression de fraîcheur. Ma volonté avait donc changé la nature du fluide ; je l'avais bien senti pendant le traitement. Quoi qu'il en fût, la malade était guérie, car ses douleurs n'ont par reparu. Chaque magnétiseur a, dans les annales de sa pratique, un certain nombre de faits similaires ; on conçoit ce qu'une intelligence vigilante, doublée d'un cœur dévoué, peut en voir jaillir de lumières.

Mais revenons à la question.

Le traitement par les grandes passes ne diffère du mode décrit plus haut que par l'absence d'action sur l'artère du pouce et une plus longue CHARGE (imposition des mains) sur le cerveau, d'où l'on fait ensuite descendre le fluide jusqu'aux pieds, en le répandant également, par la volonté, dans l'économie entière ; le dégagement se fait comme on l'a déjà vu.

Certaines douleurs locales persistent-elles,

tandis que le sujet est sous l'action des fluides ?
Quelques insufflations chaudes, — tout le monde
sai. les faire, — sont d'un effet puissant; on
opère ensuite des passes sur le siège même
du mal, puis, après quelques *grandes passes*,
pour égaliser la répartition du fluide, on dé-
gage, toujours jusqu'à extinction de lassitude,
lourdeur, etc. Bon nombre d'indispositions,
n'exigent ni traitement par les pouces, ni grandes passes. Il suffit d'agir spécialement sur
l'organe souffrant. Le rhumatisme partiel, la
névralgie (quand elle n'est pas chronique), certaines crampes d'estomac; les tranchées intes-
tinales et même utérines, les entorses, etc.,
etc., et, généralement, les incidents de santé
des enfants, guérissent très bien par un traitement limité aux régions atteintes. On pratique
en petit comme en grand; on étend d'abord les
deux mains au-dessus de l'endroit malade et
l'on *charge* durant quelques minutes; quand,
le patient éprouve une sensation fluidique bien
déterminée, quoique circonscrite, on procède
aux passes, toujours descendantes; on ferme les

mains (1) en arrivant en bas, pour les rouvrir sur la partie supérieure de l'endroit traité. Dans cette action restreinte, les insufflations (2) ont aussi leur très réelle utilité ; on les emploie comme dans le grand traitement. Le dégagement a lieu sur le même espace que la magnétisation ; mais, comme je l'ai déjà dit, on a soin d'étendre l'un et l'autre un peu plus loin que le siége douloureux. Si le traitement dure un certain temps, — car, il ne faut pas croire que tous les maux disparaissent dès la pre-

(1) Quelques magnétiseurs ne croient pas ce soin très nécessaire. Sans en faire une sorte de dogme pratique, je conseille sérieusement de le prendre ; car, il est prouvé que, si on le néglige parfois impunément, dans certaines circonstances imprévisibles, cette abstention a produit des accidents assez graves pour nous rendre circonspects sur un point dont l'observation ne présente ni fatigue ni difficulté.

(2) L'insufflation se fait en mettant plusieurs fois, avec force, un souffle chaud, au travers des vêtements ou d'un morceau de flanelle appliqué sur l'organe malade.

7

mière séance (1), —on trouve un auxiliaire très efficace dans l'emploi de l'eau magnétisée. Le malade s'en abreuve, deux ou trois fois le jour, par verre ou demi-verre, selon les cas. L'eau magnétisée a pour effet d'entretenir l'influence fluidique, en l'absence du magnétiseur et d'en saturer l'organisme, ce qui favorise et maintient les bons résultats du traitement.

La préparation de cette singulière potion, consiste à remplir d'eau une bouteille, un vase, etc., qu'on *charge* en plaçant les deux mains à l'entour, sans y toucher, comme on le ferait pour une personne. Au bout de quatre à cinq minutes, on fait quelques passes et tout est dit. J'ai moi-même cent fois éprouvé les bons résultats de cette médication peu coûteuse. Un morceau de flanelle, plié en plusieurs doubles,

(1) On a vu des cas de paralysie, déjà invétérée, se guérir par le magnétisme : sans doute cette maladie ne cède guère qu'à de longs et persévérants efforts ; mais encore est-on heureux, même à ce prix, de posséder un moyen curatif pour certains cas où la *science* (!) n'en connaît pas.

magnétisé de la même façon, et placé sur la partie malade, fait, aussi, admirablement.

Il me reste à signaler, sommairement, quelques-uns des incidents possibles, au cours de la magnétisation, et les dispositions à prendre, pour recueillir de ce traitement tout le bien qu'il est à même de produire.

Afin d'opérer dans les conditions les plus favorables, le magnétiseur, outre un vif désir de faire du bien, doit posséder le calme, l'attention soutenue et la concentration de volonté, dont le concours simultané peut seul assurer la réussite de ses efforts. Les sentiments, les opinions du sujet n'ont qu'une importance très secondaire ; qu'il demeure passif, s'il n'est pas convaincu, le reste se fera tout seul. Cependant, s'il y avait chez lui resistance ou antipathie personnelle, il ne faudrait point passer outre. Opérateur et patient, avant d'entrer en séance, laisseront s'écouler au moins deux heures sur leur dernier repas ; un trouble digestif pouvant, chez l'un ou l'autre, provoquer quelque perturbation sanguine. Le malade, assis aussi commodément que possible (1), s'abstiendra de toute conversation afin de ne pas distraire le praticien. Le plus grand silence régnera dans la chambre où l'on opère ; car l'action fluidique augmentant de beaucoup la portée des perceptions, et le système nerveux se trouvant sous une influence qui en exagère la sensitivité, un bruit soudain, un éclat de voix, pourrait déterminer une crise fâcheuse. Cependant, même en ce cas, le magnétiseur doit rester maître de lui ; faire cesser immédiatement le bruit ; rasséréner le sujet au moyen de quelques grandes passes énergiquement calmantes, si je puis m'exprimer ainsi, puis, dé-

(1) On recommande les vêtements de laine ou de coton de préférence à la soie, fort mauvaise conductrice du fluide. Remarquons, à ce propos, que les effluves magnétiques pénétrant les substances qui servent à la fabrication des habits, on n'a pas à se préoccuper des étoffes comme obstacle *matériel* ; le traitement peut et doit, donc, s'effectuer dans les limites de la plus stricte convenance.

gager au plus tôt, quitte à recommencer le traitement. Si par un incident quelconque, la respiration s'embarrasse, le dégagement rapide et, en cas de persistance, quelques insufflations sur le cœur, également suivies du dégagement, dissipent très promptement, ces symptômes. Dans toutes les situations douteuses, l'opérateur inexpérimenté doit d'abord dégager le sujet ; après quoi, il avise. C'est le moyen de ne point marcher au hasard sur un terrain inexploré ; car bon nombre de lois naturelles nous échappent encore, et nous ignorons même l'étendue et les ressources de celles que nous commençons à constater ; mais s'il est une branche d'étude capable de nous révéler ces richesses insoupçonnées, c'est, bien certainement, — en ce qui regarde nos maladies, — le magnétisme, dont l'immense et mystérieux domaine touche à la fois, dans ses confins opposés, aux évolutions physiologiques les plus intimes, comme aux phénomènes psychologiques les plus évidents.

L'étrangeté même des résultats obtenus limite étroitement le rôle d'une initiation élémentaire, puisque chacun obtient des résultats particuliers à sa propre individualité et dont, par conséquent, on ne saurait tirer des inductions générales.

En démontrant que le fluide magnétique *existe*, qu'il constitue l'un des éléments primordiaux de notre être; que, par la volonté, nous pouvons le diriger et l'utiliser pour la guérison de nos maladies; en engageant les familles à bénéficier d'une force naturelle si bienfaisante; en ébauchant, enfin, quoique sommairement, les procédés pratiques du traitement, j'ai, me semble-t-il, rempli la mission que je m'étais imposée en commençant ce petit travail. Le reste appartient aux âmes de bonne volonté qui tenteront d'expérimenter ces données.

Je prends donc, ici, congé de mes lecteurs ; heureuse et reconnaissante de leur persévérance, s'ils m'ont suivie jusqu'à ces dernières pages, à travers une lecture parfois aride; mais, plus heureuse, encore, si cet opuscule peut contribuer, pour son humble part, à la diffusion d'une grande vérité, au profit de ceux qui souffrent, et à leur assurer, dans l'avenir, au lieu de l'hospice et des spécifiques, souvent barbares, de la pharmaceutique actuelle, les inestimables trésors du Magnétisme, en possession de sa place légitime au foyer domestique.

FIN.